PUBLICATIONS DU JOURNAL DES SCIENCES MÉDICALES DE LILLE.

CONTRIBUTION A L'ÉTUDE

DE

LA STÉRILITÉ

CHEZ LA FEMME,

PAR

LE DOCTEUR L. WINTREBERT,

Professeur d'hygiène à la Faculté libre de Médecine de Lille ,.
Lauréat de l'Académie de Médecine.

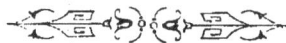

PARIS,

LIBRAIRIE J.-B. BAILLIERE ET FILS,

19, RUE HAUTEFEUILLE, 19

(près du boulevard Saint-Germain)

1880.

PUBLICATIONS DU MÊME AUTEUR :

Électricité médicale : Des courants continus et de leur action sur l'organisme. — Paris, Delahaye, 1866.

Pile électro-médicale : Disposition nouvelle. — Bulletin de la Société de Médecine du Nord , juillet 1870.

De la mortalité des enfants du premier âge dans la ville de Lille, de ses causes et des moyens d'y remédier. — Lille, L. Danel, 1879.

> Ce mémoire a été honoré d'une médaille par l'Académie de Médecine de Paris en 1879.

Rapports divers. — Conseil central d'hygiène et de salubrité du département du Nord.

> Sur la proposition du Comité consultatif d'hygiène publique de France , l'auteur a reçu une médaille d'argent pour l'un de ces rapports.

Observations et Notes. — Bulletin de la Société de Médecine du Nord, Journal des Sciences médicales de Lille.

PUBLICATIONS DU JOURNAL DES SCIENCES MÉDICALES DE LILLE

CONTRIBUTION A L'ÉTUDE

DE

LA STÉRILITÉ

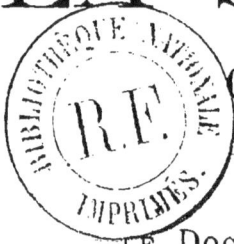

CHEZ LA FEMME,

PAR

LE DOCTEUR L. WINTREBERT,

Professeur d'hygiène à la Faculté libre de Médecine de Lille,
Lauréat de l'Académie de Médecine.

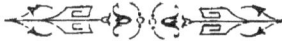

PARIS,

LIBRAIRIE J.-B. BAILLIERE ET FILS,

19, RUE HAUTEFEUILLE, 19

(près du boulevard Saint-Germain).

1880.

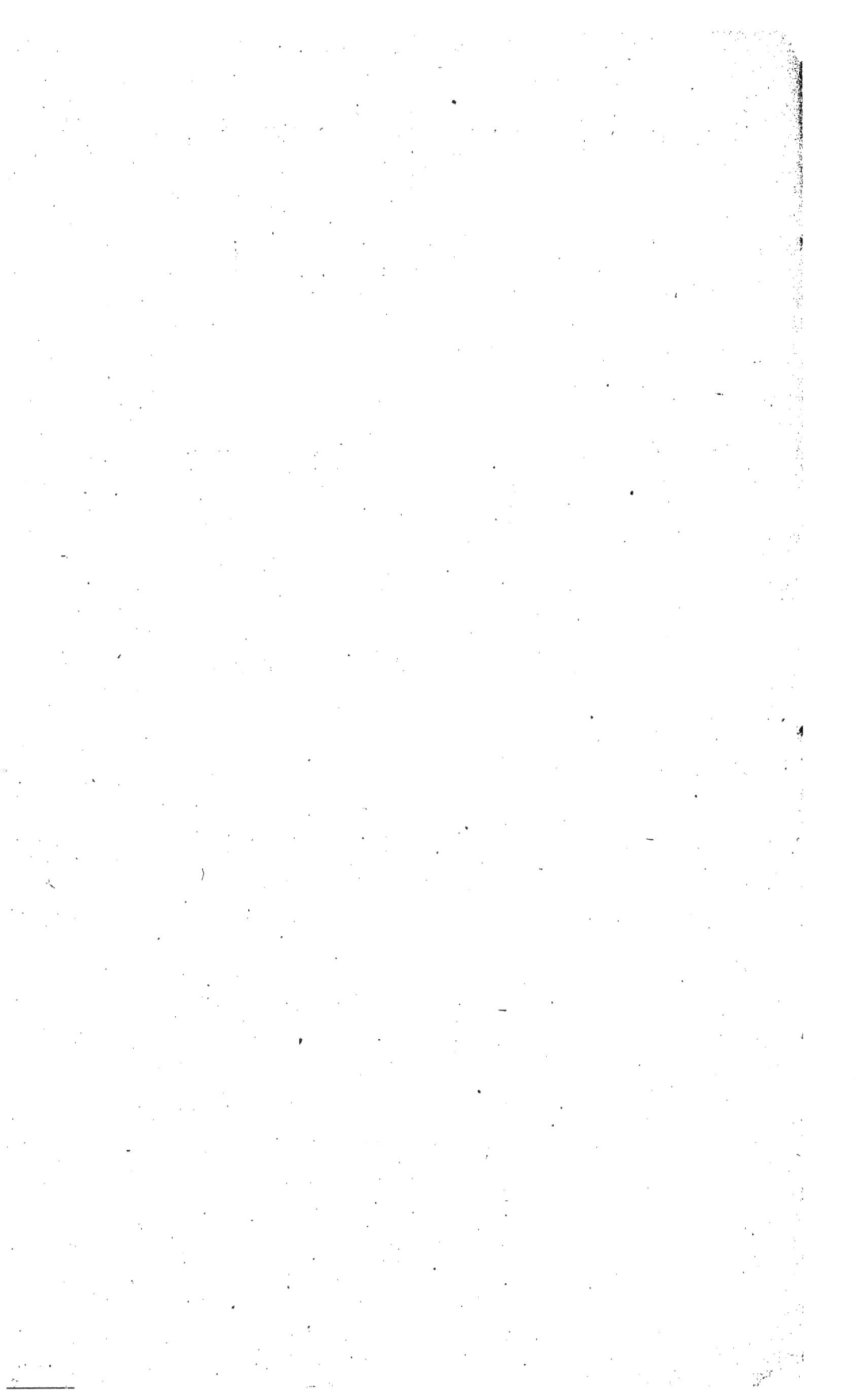

CONTRIBUTION A L'ÉTUDE

DE

LA STÉRILITÉ CHEZ LA FEMME.

Au mois de septembre 1876, M. et Mme T., riches propriétaires des environs de B., vinrent me témoigner leurs regrets de n'avoir pas encore d'enfants, quoiqu'ils fussent mariés depuis plus de trois ans, et me prier de les examiner l'un et l'autre, afin de connaître la cause de cette stérilité.

Je procédai d'abord à l'examen du mari. Agé de **25 ans**, il est bâti en Hercule, et rien dans sa conformation ne peut faire supposer l'impuissance : ses organes génitaux sont bien développés, et la liqueur séminale, que j'eus l'occasion d'examiner dans une autre circonstance, contient des spermatozoïdes nombreux et ne présentant aucun signe d'altération.

La stérilité doit donc être attribuée à la femme.

La stérilité de la femme peut tenir à bien des causes : les troubles de l'ovulation, les obstacles à la pénétration de la liqueur spermatique, les anomalies ou les lésions organiques de l'utérus sont les plus fréquentes.

Or, chez Mme T., l'ovulation est normale ; âgée de 23 ans, elle est de petite taille, très-active quoique chargée d'embonpoint ; elle est réglée depuis l'âge de 13 ans. De 13 à 18 ans, les menstrues se sont produites à des époques irrégulières ; mais depuis l'âge de 18 ans, elles reviennent tous les vingt-cinq jours et durent trois fois vingt-quatre heures. Notons que leur arrivée est annoncée par des douleurs qui ne se prolongent pas au-delà de quelques heures.

Au toucher, le col logé en arrière est à peine accessible au doigt qui ne peut atteindre que sa lèvre antérieure. A partir de ce point, le doigt peut suivre assez bien le corps de l'utérus dont le fond est logé à la partie antérieure.

Le spéculum étant introduit, on ne réussit qu'après quelques tâtonnements à découvrir le col, et il faut s'aider de l'hystéromètre pour amener cet organe dans sa position ordinaire.

Il y a donc antéversion, mais l'utérus est mobile.

L'hystéromètre, introduit dans l'ouverture du col, pénètre facilement jusque dans le corps de l'utérus, sauf au niveau du sphincter interne du col qu'il ne franchit que grâce à un certain effort.

Il paraît donc y avoir là, en même temps que de l'antéversion, un léger rétrécissement de l'orifice utérin du col. Les dimensions de cet organe sont d'ailleurs à peu près normales : on n'y remarque ni allongement ni conicité exagérée. La cavité, mesurée au moyen de l'hystéromètre, donne 5 à 6 centimètres de profondeur.

Mme T. me raconte alors qu'avant de venir me trouver, elle est allée à Paris voir un spécialiste qui lui a trouvé une déviation de la matrice et lui a proposé une opération sur la nature de laquelle ses souvenirs sont muets. Une sage-femme en renom lui a indiqué les courants électriques et l'hydrothérapie, comme devant amener le résultat qu'elle désirait. La nécessité d'un séjour de quelques mois à Paris l'avait fait renoncer à ce mode de traitement.

Il était essentiel de s'assurer aussi que la stérilité n'était pas due à un trouble de l'imprégnation causé, soit par des anomalies de l'utérus, soit par des lésions de cet organe.

Or, rien ne pouvait faire supposer une anomalie de structure de l'utérus : la bonne conformation des organes extérieurs étant un indice presque certain de celle des organes plus profonds.

Parmi les lésions de l'utérus, la métrite chronique et surtout la métrite catarrhale, donnant lieu à des sécrétions abondantes et viciées susceptibles d'empêcher le passage du sperme et de porter atteinte à la vitalité du spermatozoïde, peuvent amener la stérilité ou mécaniquement ou chimiquement.

Chez Mme T., le toucher est indolore, le spéculum ne décèle pas la présence de sécrétions anormales ; il n'y a donc pas de métrite. Notons cependant que d'ordinaire, huit jours environ après les règles, il se produit de légères pertes blanches.

Cela posé, quelle était donc la cause de la stérilité ?

On pouvait en donner deux raisons : la déviation utérine et l'étroitesse relative de l'ouverture utérine du col.

En effet, l'antéversion porte en arrière et en haut le museau de tanche, qui ne présente alors au sperme qui vient le frapper que sa lèvre antérieure au lieu de son ouverture ; il en résulte que celui-ci ne peut pénétrer dans l'utérus. Aussi, quand l'antéversion est très-accusée, l'ouverture étant dirigée dans un sens diamétralement opposé à celui dans lequel se fait l'ascension du sperme, la conception est impossible, quelques efforts que fassent et quelque position que prennent les deux conjoints.

Quant à l'étroitesse de l'ouverture utérine du col, il est évident que, très-prononcée, elle doit rendre impossible la pénétration du sperme, et par suite la fécondation.

Dans le cas actuel, l'hystéromètre pénétrait dans l'utérus sans trop de difficultés ; l'étroitesse n'était donc pas absolue et l'on pouvait croire qu'elle n'était pas même suffisante pour déterminer la stérilité.

Le diagnostic établi et communiqué aux deux époux, il s'agissait d'appliquer un traitement convenable.

Si l'antéversion était la seule cause de la stérilité, on pouvait espérer qu'en la faisant disparaître, ne fût-ce que pour un temps même très-court, on arriverait à un résultat favorable, pourvu que ce temps correspondît au congrès des époux et que l'époque choisie fût convenable pour la fécondation.

On sait d'ailleurs que la conception se produit généralement pendant les premiers jours qui suivent les règles ; et comme chez Mme T. elles duraient habituellement trois jours, il fut convenu que dès le 5e jour après leur prochaine arrivée, je procéderais à la réduction de l'antéversion.

Les règles parurent le 1er octobre. Le 5, Mme T étant placée dans le décubitus dorsal, j'introduisis le spéculum de Cusco. Au moyen de la valve antérieure de cet instrument, je parvins facilement à refouler en haut le corps de l'utérus ; puis l'hystéromètre me servit à ramener cet organe dans sa position normale. Pour l'y maintenir, j'introduisis dans le cul-de-sac postérieur du vagin un tampon d'ouate et je retirai doucement le spéculum. Mme T. devait éviter tout mouvement et rester dans le décubitus dorsal pendant quelques heures, et tout au moins jusqu'après le coït.

Les règles ayant reparu à l'époque ordinaire, la même opération fut recommencée le 1er novembre, mais elle n'eut pas plus de succès.

Il devenait donc probable que l'antéversion n'était pas la seule cause de la stérilité. Le rétrécissement du col, quoiqu'il fût peu marqué, pouvait être en effet une cause plus puissante de cette infirmité.

Un certain nombre d'auteurs ont prétendu, il est vrai, que le canal cervical était suffisamment large pour permettre la fécondation lorsqu'il se laissait traverser par la sonde utérine. Mais un grand nombre de faits protestent contre cette manière de voir, et il paraît démontré maintenant que les spermatozoïdes ne pénètrent pas toujours aussi facilement dans la cavité utérine qu'on l'avait cru jusqu'ici.

Le moyen le plus rationnel était dès-lors l'emploi de corps dilatants : éponges préparées, tiges de laminaria, etc.; mais l'introduction de ces substances dans le col n'étant pas sans présenter quelque danger, il me parut utile de tenter d'abord un autre moyen qui, en d'autres mains, avait amené plusieurs succès: la fécondation artificielle.

Cette opération, qui ne se pratique guère que depuis environ dix ans, est sans doute assez délicate; on en a contesté la moralité, et le médecin qui la tenterait sans raison suffisante encourrait certainement le blâme de ses confrères. Cependant, dans certains cas, alors que les moyens ordinaires ont échoué, il nous paraît légitime et même nécessaire de l'employer lorsque les époux la réclament avec insistance. En effet, cette opération est inoffensive; elle est tentée pour faire disparaître une infirmité, pour assurer le repos des familles et prévenir quelquefois des scandales; en effet, la femme dominée par le désir de la maternité ne s'arrêtera pas toujours devant les obstacles pour satisfaire sa passion, elle pourra même y sacrifier à la fois son honneur et celui de son mari [1]

---

(1) Roubaud. *Traité de l'impuissance.*

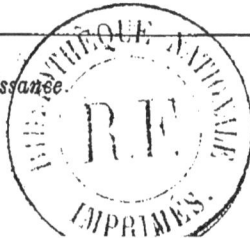

Pratiquée au moyen de l'appareil du professeur Pajot, la fécondation artificielle n'a d'ailleurs rien qui puisse offenser les droits de la morale.

Cet appareil se compose, comme on sait, d'une gouttière semi-cylindrique sur laquelle glisse à volonté une autre gouttière de même calibre, de façon à former un cylindre creux complètement fermé. Une tige formant piston se meut dans ce cylindre ; elle est destinée à en chasser le contenu à un moment donné.

Pour se servir de cet instrument, après le congrès des époux, la femme étant restée dans le décubitus dorsal, on recueille dans la gouttière inférieure une partie du sperme qui se trouve alors dans le cul-de-sac du vagin. On fait glisser le demi-cylindre supérieur de façon à recouvrir la gouttière inférieure. Le tout forme alors une tige cylindrique que l'on introduit dans l'utérus. Si alors on tire à soi le demi-cylindre supérieur, le sperme se trouve en contact avec les parois internes de l'utérus, et il suffit de pousser la tige formant piston pour que ce liquide soit déposé dans l'utérus. Il ne reste plus qu'à retirer doucement l'appareil.

Je pratiquai cette petite opération le 1er novembre ; les règles n'en revinrent pas moins. Je la répétai le 3 décembre, puis le 2 janvier.

A chaque opération, je pus remarquer que l'introduction de l'appareil était accompagnée ou suivie de l'écoulement d'une légère quantité de sang plus ou moins altéré. J'avais d'ailleurs remarqué le même phénomène dans mes diverses tentatives de réduction de l'antéversion : l'introduction de l'hystéromètre était suivie de l'écoulement de quelques gouttes de sang, quoique l'introduction de cet instrument fût faite avec toutes les précautions désirables. Ce liquide ne pouvait donc provenir que des menstrues, dont l'écoulement était rendu plus difficile à la fois par la déviation et par le léger rétrécissement de l'orifice utérin du col.

La rétention d'une certaine quantité du flux menstruel devait offrir à l'arrivée du sperme un obstacle invincible, et, de plus, amener dans la vitalité de l'organe des modifications incompatibles avec l'intégrité de ses fonctions physiologiques.

Cette opinion bien établie, le seul moyen qui pût avoir quelque chance de succès devait être la dilatation. Je proposai donc l'introduction dans le col d'éponges préparées, qu'on laisserait successivement à demeure pendant 12 à 24 heures, à partir du milieu de l'espace inter-menstruel. Mme T., qui m'avait déclaré dès sa première visite qu'elle se soumettrait à tout ce que je croirais utile, pourvu qu'il y eût quelque chance de succès, ne fit aucune objection, quoique je ne lui eusse point caché que cette introduction n'était pas absolument sans danger.

Les règles avaient reparu le 31 janvier. La première éponge fut introduite le 15 février, à 8 heures du soir, et retirée le 16, à 3 h. après midi ; elle n'avait causé aucune douleur. La deuxième fut introduite le 17, à 8 h. du soir, et retirée le 19, à 9 h. du matin. Une troisième, placée le 22, à 3 h. après midi, fut retirée le 23, à 8 h. du soir. Le col était largement ouvert et pouvait admettre le petit doigt.

Le 24 février, les règles étant survenues, on suspendit le traitement. Le mois suivant, les règles revinrent comme d'ordinaire. Mme T. ne pouvant venir à Lille, il n'y eut pas d'autre application d'éponges. Le 24 avril, les règles revinrent de nouveau et finirent le 26. Du 10 au 13 mai, il se produisit quelques malaises, envies de vomir, etc. Les règles ne reparurent plus ; Mme T. était enceinte.

Sa grossesse ne fut traversée par aucun incident, et elle accoucha le 26 janvier suivant d'un enfant bien portant du sexe masculin, qui déjà est un charmant bébé âgé de près de deux ans.

RÉFLEXIONS. — Il me paraît difficile de nier que la fécondation ait été rendue possible par la dilatation du col ; l'insuccès des autres tentatives en est une des meilleures preuves : mais on peut se demander pourquoi la grossesse ne s'est pas produite dès le premier mois qui a suivi l'application des éponges. Il me semble qu'on peut donner de ce fait une bonne raison : l'application successive de plusieurs éponges sur la muqueuse du col comme sur celle de l'utérus, où les dernières pénétraient certainement, ne peut se faire sans amener sur ces muqueuses, et même sur les tissus sous-jacents, un certain degré d'altération ; l'inflammation qui suit quelquefois ces sortes de manœuvres est là pour le prouver. Dans l'état d'irritation où se trouve dès-lors la muqueuse, il n'y a rien d'étonnant qu'elle ne puisse accomplir ses fonctions ordinaires, et que l'œuf, même fécondé, ne puisse s'y fixer.

Pour que cette muqueuse reprenne son état normal, il faut évidemment un certain temps. On s'explique donc facilement que la conception n'ait pas suivi l'apparition des premières règles et se soit fait attendre jusqu'à l'époque suivante.

On pourrait d'ailleurs prétendre avec une certaine raison que la dilatation n'a pas guéri la stérilité en rendant possible l'entrée du sperme dans la matrice, mais en provoquant la guérison des troubles nutritifs de cet organe.

Grunewald, de St-Pétersbourg ([1]), prétend en effet que la faculté de reproduction chez la femme dépend surtout de l'intégrité des tissus utérins. D'après les 490 observations qu'il produit, 50 % des cas de stérilité seraient dus à des poussées inflammatoires,

---

(1) *Gaz. méd. de Strasbourg*, 1878.

30 % à des anomalies des organes génitaux , compliquées plus ou moins de formes inflammatoires , et 20 % seulement se rattacheraient à des causes indépendantes de tout processus d'inflammation.

L'intégrité de la muqueuse utérine jouerait donc dans la stérilité un rôle capital.

Les para ou périmétrites agissent dans deux sens : 1° en modifiant sensiblement la nutrition et la fonction des organes génitaux ; 2° en altérant leur position normale. D'après lui, les inflammations de ce genre se produisent souvent dans les premiers temps du mariage, et sont dues à l'ignorance complète des jeunes mariés quant à l'hygiène sexuelle.

L'agrandissement du col dans les cas d'étroitesse ou d'obstruction plus ou moins complète , peut d'ailleurs s'obtenir de diverses manières. Citons-en quelques exemples :

Mourier (1) trouvant chez une femme mariée depuis sept ans, un bouchon de mucosités obstruant le col , rattache la stérilité à une leucorrhée qui survient aussitôt après les règles. Il dilate d'abord avec l'éponge préparée, et, aussitôt après les règles, fait des injections vaginales avec le perchlorure de fer au 100e. Il donne en même temps des pilules de lactate de fer et de potasse. La leucorrhée disparaît et la grossesse survient.

Muller (2), dans les cas d'étroitesse du col , introduit de petits cônes d'éponge préparée enduits d'onguent belladoné , qu'il laisse en place deux fois 24 heures. Cette opération est pratiquée quatre fois entre chaque époque, pendant 5 à 6 mois , en augmentant le volume de l'éponge. Cette méthode ayant été appliquée par lui

---

(1) *Journal de médecine et de chirurgie pratiques*, art. 7055.
(2) *Ibid.*, art. 4226

chez neuf femmes stériles, sept devinrent enceintes; la huitième ne suivit qu'imparfaitement le traitement; l'autre ayant été traitée trop brusquement fut atteinte d'accidents sérieux.

Dans deux cas semblables, Raynaud ([1]) ayant dilaté le col avec une bougie de cire conique, put obtenir la guérison.

Dans un cas d'étroitesse extrème de l'orifice utérin avec déviation de cet orifice, le professeur Pajot ([2]) effectue la dilatation graduée d'abord avec un stylet, puis avec divers dilatateurs qu'il introduit tous les quatre ou cinq jours. Après moins de six semaines, l'orifice pouvait être distendu jusqu'à un centimètre sans que la malade souffrît. Après la deuxième époque, les règles ne reparurent plus, et la grossesse se confirma bientôt.

Dans d'autres observations analogues, le résultat fut en général plus tardif.

Marion Sims accuse la dilatation d'être grave et prône l'excision du col, qu'il dit avoir pratiquée plus de 500 fois sans accident.

Le professeur Pajot n'admet pas l'avantage des incisions : Que l'on compare, dit-il ([3]), la dilatation graduelle de l'orifice avec la section trop pratiquée par les Américains, et malgré leurs affirmations d'innocuité, on persistera à croire en France qu'un chirurgien sage doit préférer toujours la dilatation quand elle sera possible.

Tchoudowski ([4]) attribue les accidents qui se produisent quelquefois à la suite de l'introduction de tiges de laminaria ou d'éponges préparées, à l'infection putride. « L'introduction et le gonflement rapide de ce dilatateur est incompatible, dit-il, avec la conserva-

---

(1) *Ibid.*, art. 1088.

(2) *Gaz. obstétricale*, 1873.

(3) *Ibid.*, janv. 1873.

(4) *Arch. de Tocologie*, déc. 1879, d'après *Gaz. méd. de Strasbourg.*

tion intacte de la muqueuse utérine, comme le prouvent les matières sanguino-purulentes dont ce corps est couvert quand on le
retire. Le mucus, le pus, le sang qui imbibent ces dilatateurs se
décomposent très-vite, de sorte qu'après un séjour de 6 à 8 heures
dans le canal cervical, ils répandent une odeur putride très-forte.
Ce dernier phénomène, quoiqu'il ne soit pas constant, est pourtant
tellement fréquent que Sims ([1]), chaque fois qu'il introduit l'éponge,
se croit obligé de prévenir la malade de l'écoulement fétide, aqueux
et impur que cette tente provoque. Ces matières putréfiées couvrent
d'une couche épaisse la surface du dilatateur : celui-ci presse sur
les parois utérines, les vaisseaux lymphatiques peuvent être dénu-
dés par ce traumatisme et se trouvent, par suite, très-disposés à
l'absorption. » Ce tableau est évidemment trop chargé, et ces faits
ne se produisent guère que quand on laisse l'éponge appliquée
trop longtemps dans le col, ou qu'on fatigue l'organe en voulant
obtenir trop rapidement des dilatations considérables. Il est même
des cas où l'éponge a pu être oubliée cinq jours([2]) et même sept
jours ([3]) dans la matrice sans provoquer aucune complication.

Le même auteur vante beaucoup les dilatateurs de Hégar, qui
se composent de tiges cylindriques de différentes épaisseurs, légè-
rement courbes et à surface lisse, dont l'une des extrémités est
arrondie en cône et l'autre pourvue d'un manche. Les plus petits
de ces dilatateurs sont en caoutchouc durci et les autres en bois
noir.

D'après lui, ces dilatateurs pourraient séjourner impunément
dans le col sans que leur présence expose au danger causé par

---

(1) *Chirurgie utérine* trad. Lhéritier. Paris, 1866, p. 54.
(2) *The principes and pratice of gynœcologie*, 1879, p. 40.
(3) *Chirurgie utérine*, p. 71.

l'absorption de matières qui se décomposent; l'absence d'air presque complète réalisée par la pression uniforme de la bougie sur les parois et les précautions spéciales prises par l'opérateur écartant ce danger.

Tchoudowski ajoute cependant qu'il ne croit pas que ces dilatateurs puissent jamais se substituer à l'éponge dans les cas où on atteint facilement le but avec celle-ci, surtout si elle est imprégnée d'un antiseptique qui n'irrite pas les tissus.

Dans notre observation, l'application des éponges n'a pas seulement produit la dilatation des orifices du col, elle a amené aussi la réduction de l'antéversion. En effet, dès l'application de la troisième éponge, le col se présentait dans l'axe du spéculum, et l'hystéromètre pénétrait très-facilement jusqu'au fond de l'utérus. Il est regrettable que l'éloignement de Mme T. ne nous ait pas permis de constater que la réduction s'est maintenue jusqu'à l'époque de la conception.

Quoi qu'il en soit, si pareil cas se présentait encore à notre observation, nous n'hésiterions pas à proposer d'emblée la dilatation par les éponges préparées. Pratiqué avec prudence, ce moyen nous paraît être inoffensif, et, d'après les faits que nous venons de citer, il conduit très-souvent au résultat désiré.

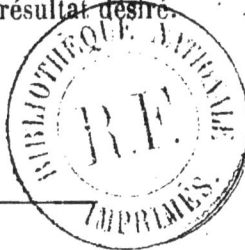

Lille Imp. L. Danel.

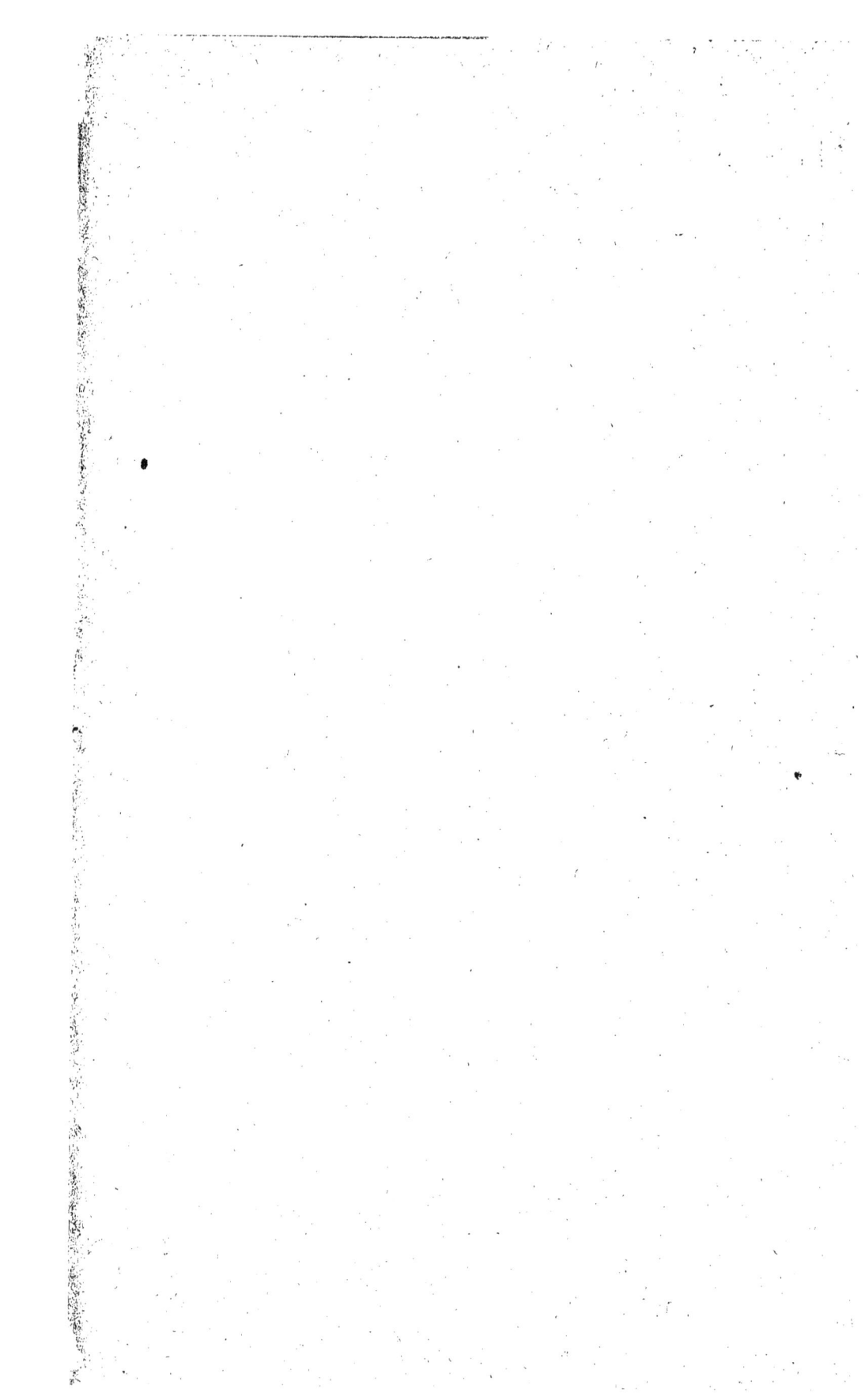

PUBLICATIONS DU **Journal des Sciences médicales :**

Étude sur les modifications apportées par l'organisme animal aux diverses substances albuminoïdes injectées dans les vaisseaux, par MM. J. BÉCHAMP et E. BALTUS.

Traitement des kystes synoviaux tendineux par l'ignipuncture, par M. A. JOUSSET.

Sur la désarticulation de la hanche, par M. D. DOMEC.

De l'emploi du chloral comme anesthésique chez les enfants, par M. J. REDIER.

Des extraits pharmaceutiques. — Considérations critiques sur leur préparation, leur classification, leurs caractères généraux, leurs usages, etc., par M. E. SCHMITT.

Zymases et Microzymas, par M. A. BÉCHAMP.

Mémoire sur un fœtus dérencéphale (avec *planche*), par M. G. EUSTACHE.

De la mortalité des enfants du premier âge dans la ville de Lille, de ses causes et des moyens d'y remédier, par M. L. WINTREBERT.

La chirurgie dite *conservatrice* au lit du malade, par M. D. DOMEC.

Note sur la pustule maligne en Flandre, par M. F. GUERMONPREZ.

Remarques et observations sur l'anévrysme de l'aorte abdominale (avec *planche*), par M. E. BALTUS.

L'opération césarienne aux États-Unis, par M. G. EUSTACHE.

De la nature et des propriétés des albumines de l'hydrocèle, par M. J. BÉCHAMP.

Des pseudo-exanthèmes aigus rhumatismaux, par M. H. DESPLATS.

Répression légale du suicide. — Proposition de consacrer aux études anatomiques les cadavres des suicidés, par M. J. JEANNEL.

Hygiène de la bouche, par M. J. REDIER.

Recherches expérimentales sur la valeur thérapeutique des injections intraveineuses de lait, par MM. J. BÉCHAMP et E. BALTUS.

Ovariotomie suivie de succès. — Quelques remarques sur les indications de l'opération, par M. G. EUSTACHE.

La syphilis sous le microscope, par M. D. DOMEC.

Deux opérations césariennes pratiquées à l'hôpital Sainte Eugénie, par M. A. VANVERTS.

La Faculté de médecine et de pharmacie de l'Université catholique de Lille.— Historique des difficultés qui précédèrent sa fondation.

Applications de l'électricité au diagnostic et au traitement des maladies, par M. H. DESPLATS.

Le *Journal des Sciences médicales de Lille* paraît depuis novembre 1878, le 1er de chaque mois, par numéros de 72 pages au moins, et forme chaque année un fort volume de 900 pages environ, avec planches et figures intercalées dans le texte lorsque les sujets l'exigent.

Tout ce qui concerne la rédaction et l'administration du journal doit être adressé franco à M. le Dr G. EUSTACHE, secrétaire de la rédaction, au Bureau du Journal, rue de la Barre, 70, à Lille.

Les ouvrages dont il sera adressé deux exemplaires au Secrétaire de la rédaction seront annoncés et analysés s'il y a lieu.

Prix de l'abonnement annuel :

France............................ 16 fr.
Union postale (pays d'Europe) 17
.Id.   (pays d'outre mer) 18

L'abonnement part du 1er janvier.

www.ingramcontent.com/pod-product-compliance
Lightning Source LLC
Chambersburg PA
CBHW050428210326
41520CB00019B/5834